Dianelis Montes de Oca Cruz
Jeraldine Jiménez Cabrera
Damaris Katina López Hérnandez

Retenção de dentes anteriores permanentes

Dianelis Montes de Oca Cruz
Jeraldine Jiménez Cabrera
Damaris Katina López Hérnandez

Retenção de dentes anteriores permanentes

Comportamento da população infantil e juvenil

ScienciaScripts

Imprint
Any brand names and product names mentioned in this book are subject to trademark, brand or patent protection and are trademarks or registered trademarks of their respective holders. The use of brand names, product names, common names, trade names, product descriptions etc. even without a particular marking in this work is in no way to be construed to mean that such names may be regarded as unrestricted in respect of trademark and brand protection legislation and could thus be used by anyone.

Cover image: www.ingimage.com

This book is a translation from the original published under ISBN 978-613-9-44149-5.

Publisher:
Sciencia Scripts
is a trademark of
Dodo Books Indian Ocean Ltd. and OmniScriptum S.R.L publishing group

120 High Road, East Finchley, London, N2 9ED, United Kingdom
Str. Armeneasca 28/1, office 1, Chisinau MD-2012, Republic of Moldova, Europe
Printed at: see last page
ISBN: 978-620-8-26017-0

Título:

Retenção de dentes anteriores permanentes
Comportamento na população pediátrica e juvenil

Autores:

Dra. Dianelis Montes de Oca Cruz. Estomatologista Geral Básica.

Residente do segundo ano em Estomatologia Geral Integral.

Dra. Yeraldine Jiménez Cabrera.

Especialista de primeiro grau em Estomatologia Geral Integral. Especialista de primeiro grau em Ortodontia. Professor assistente. Mestrado em Odontostomatologia para crianças e adolescentes.

Damarys Katina López Hernández
Licenciada em Cuidados Estomatológicos. Professora Auxiliar da UCM

2024

RESUMO

Introdução: Os dentes retidos são aqueles que, quando chega o período normal de erupção, permanecem encerrados na maxila ou na mandíbula, mantendo a integridade do seu saco pericoronário fisiológico. Objetivo geral: caraterizar a retenção de dentes anteriores permanentes em estudantes entre os 8 e os 19 anos de idade, provenientes de escolas que frequentaram consultas de ortodontia na Policlínica Manuel Fajardo, em Santo Domingo. Metodologia: foi realizado um estudo descritivo e transversal na clínica de ortodontia da policlínica de Santo Domingo, de janeiro de 2023 a março de 2024. A população foi constituída por todos os alunos com idades compreendidas entre os 8 e os 19 anos das escolas que frequentaram a clínica e foram diagnosticados com dentes anteriores permanentes retidos, tendo sido contabilizados 67 casos. Variáveis: idade, sexo, dente retido, localização, posição, causa e tratamento. Resultados: o sexo mais afetado foi o masculino. A média de idade do sexo feminino foi de 12,1 anos e do sexo masculino de 11,4 anos. Os caninos foram os dentes mais frequentemente impactados. A posição vestibular foi a mais frequente. A persistência temporomandibular foi a principal causa. O tratamento mais utilizado foi a extração dentária. Conclusões: Na população estudada, a retenção de dentes anteriores permanentes predominou no sexo masculino. Os caninos foram os mais afetados na posição vestibular. A impactação temporal foi a causa mais comum e o tratamento mais frequente foi a extração dentária.

Palavras-chave: causas, dentes anteriores permanentes, posição, retenção, tratamento.

ÍNDICE

INTRODUÇÃO

A Organização Mundial de Saúde (OMS) define dentes retidos como aqueles que, uma vez chegado o período normal de erupção, permanecem encerrados na maxila ou na mandíbula, mantendo a integridade do seu saco pericoriónico fisiológico. [1]

A incidência de retenção dentária varia entre 8-14% da população em geral. Qualquer dente permanente, temporário ou supranumerário pode ser retido, embora ocorra com menos frequência no caso dos dentes temporários do que nos dentes permanentes. Os dentes mais afectados são os terceiros molares superiores e inferiores, os caninos superiores, os segundos pré-molares inferiores e os dentes supranumerários. No entanto, os mais importantes do ponto de vista estético e funcional são os caninos superiores e os incisivos centrais superiores.[2]

As causas da retenção dentária são múltiplas, incluindo causas locais como: a densidade do osso que recobre o dente, falta de espaço na maxila e mandíbula micrognáticas, retenção prolongada ou perda prematura dos dentes decíduos, fibrose gengival, etc. As causas gerais ou sistémicas incluem: desnutrição, raquitismo, anemia, distúrbios endócrino-metabólicos, entre outros. Os caninos, por serem os últimos dentes a aparecer no grupo de dentes da região anterior do maxilar, também têm uma grande incidência de ficarem presos ou desenvolverem uma erupção ectópica, o que compromete a saúde e a estética geral do paciente.[3]

O diagnóstico precoce através de meios auxiliares de diagnóstico (radiografias, tomografias computorizadas) é essencial, uma vez que a impacção dentária pode causar lesões como reabsorção radicular das raízes adjacentes, deslocamento dentário, pericoronarite, abcessos, entre outras. As opções de gestão e tratamento dependem do tipo de impacção, da sua gravidade e da idade do paciente.[4]

Na China, foi registada uma prevalência de dentes impactados de 10,8%, mais elevada do que na Turquia, onde foi registada uma prevalência de 6,15%, com uma prevalência na maxila e no sexo feminino. Na América Latina e nas Caraíbas, os números são mais elevados, com 15,1 % na Colômbia e 45,5 % em Cuba.[5]

[6]Díaz , numa investigação realizada em 2018 na Universidade de Sevilha, Espanha, intitulada: "Incisivo central retido horizontalmente. Manejo clínico", constatou que a frequência de incisivos centrais retidos na maxila variava entre 0,06% e 2%, causando uma condição que afetava a estética facial.

[7]Marquez e Soto , no seu estudo "Tratamiento ortodóncico en paciente con caninos retenidos", publicado na revista Tamé, México, referem que os caninos impactados

podem provocar quistos, infeção e migração dos dentes vizinhos.

Em Santiago de Cuba, foi publicado que entre 70,7 % e 86,9 % dos habitantes do território têm pelo menos um dente deste tipo conservado, ao que se deve acrescentar a grande mestiçagem existente na zona, o que favorece a existência de discrepâncias osso-dente devido à combinação de caraterísticas de um grupo racial com outro.[5]

Na investigação realizada na cidade de Cienfuegos, cujo principal objetivo era caraterizar os pacientes com dentes retidos, com uma amostra de 107 pacientes, verificou-se que a faixa etária mais afetada se situava entre os 14 e os 17 anos e que 75% dos pacientes com dentes supranumerários retidos se localizavam na maxila, na linha média. Os 25% restantes estavam localizados na região de bicúspide inferior e na região de canino superior. [2]

Rodríguez et al.8 realizaram um estudo em Villa Clara em 2021, a que chamaram "Retenção dentária do incisivo central superior direito devido a odontoma composto", que foi tratado com excisão cirúrgica do tumor e colagem do incisivo central direito retido por via epidental com brackets.

Em Villa Clara existem outras investigações sobre dentes anteriores permanentes retidos, incluindo um caso clínico no hospital Arnaldo Milián Castro de Santa Clara, onde se observaram dois dentes supranumerários que provocaram a retenção do incisivo central superior e do canino superior direito.[9]

Ao efetuar a Análise da Situação de Saúde, identificou-se um aumento das alterações dentárias nos doentes em idade escolar, nomeadamente a retenção de dentes anteriores permanentes. Fomos motivados a investigar as caraterísticas desta anomalia, uma vez que se trata de um fenómeno que pode afetar a estética e a função dos indivíduos e constitui um motivo de consulta, para além de que o diagnóstico e tratamento atempado no primeiro nível de cuidados evitaria intervenções mais dispendiosas e tecnologia mais dispendiosa. Apesar de ser tão comum, não foram encontradas evidências de pesquisas anteriores sobre o tema no município.

Problema científico: Quais foram as caraterísticas da retenção dos dentes anteriores permanentes em alunos com idades compreendidas entre os 8 e os 19 anos que frequentaram a clínica de ortodontia da Policlínica de Santo Domingo?

OBJECTIVO GERAL:

Caracterizar a retenção dos dentes anteriores permanentes em estudantes com idades compreendidas entre os 8 e os 19 anos, provenientes de escolas que frequentam a clínica de ortodontia da Policlínica Manuel Piti Fajardo, em Santo Domingo.

OBJECTIVOS ESPECÍFICOS:

1. Caracterizar a população estudada de acordo com as variáveis sócio-demográficas.
2. Identificar a localização e a posição dos dentes anteriores permanentes retidos.
3. Determinar as causas da retenção de dentes nesta população.
4. Determinar o tratamento para a retenção de dentes nos pacientes em estudo.
5. Relacionar a possível associação do sexo com a posição de retenção e o tratamento.

QUADRO TEÓRICO

Retenção de dentes

A Organização Mundial de Saúde (OMS) define dentes retidos como aqueles que, uma vez chegado o período normal de erupção, permanecem encerrados na maxila ou na mandíbula, mantendo a integridade do seu saco pericoronário fisiológico. [1]É a não esfoliação no tempo indicado, com a consequente alteração na erupção do substituto, [10]

A erupção dentária inicia-se desde a formação embriológica do dente até a sua erupção na cavidade oral. É considerada um evento dinâmico e fisiológico que influencia o desenvolvimento do aparelho estomatognático e o crescimento das estruturas craniofaciais.[11]

Ocorre em resposta a vários factores, como o crescimento da raiz, o crescimento do osso alveolar, a ação muscular, a reabsorção do rebordo alveolar e a reorganização do ligamento alveolar. Na maioria dos casos, este processo ajuda a estabelecer uma oclusão correta.[12]

Cada um destes aspectos faz com que a erupção dentária tenha caraterísticas próprias em cada sujeito, pelo que a cronologia do aparecimento dentário é relativamente variável. Em certas ocasiões, há um atraso neste mecanismo fisiológico, o que se designa por "erupção tardia", que se define como "uma erupção escassa do dente, apesar de ter um trajeto desimpedido para a sua correta posição na cavidade oral". [13]

Fases da erupção dentária

O processo de erupção dentária é composto por três fases, que por ordem cronológica são:

a) Fase pré-eruptiva: Esta fase é composta pela rutura do pedículo que desencadeia a diferenciação do germe dentário até ao desenvolvimento completo da coroa. Este deslocamento pré-eruptivo e as adaptações por parte das estruturas de suporte permitem que os germes dentários obtenham a posição correta dentro dos maxilares. Embora no início exista um espaço extremamente pequeno entre germe e germe, é o estímulo necessário para que os ossos basais se expandam em todas as direcções dando as dimensões exactas para o equilíbrio entre eles. Por isso, pode dizer-se que o movimento dos germes é também resolvido pela atividade osteoclástica ou remodeladora do tecido ósseo, uma vez que ocorre ao mesmo tempo que o dente se forma.

b) Fase eruptiva pré-funcional: esta fase compreende a erupção do dente após a sua formação. Portanto, o dente é imerso nos ossos basais na fase de desenvolvimento para iniciar seu trajeto em direção ao plano oclusal, adaptando sua respectiva posição, ou seja, ocorre a migração do dente em direção apical da gengiva e do sulco gengival até ocluir com seu antagonista. Além disso, essa etapa inclui a formação do ligamento, que ocorre após a formação da raiz, e o que é importante mencionar é que a síntese e a degradação dessas fibras pelos fibroblastos facilitam a erupção dos dentes. Posto isto, pode afirmar-se que é nesta fase que se observa uma zona de vermelhidão da mucosa oral, que posteriormente se torna isquémica e produz a união do epitélio oral com o epitélio dentário, de modo a que se produza um movimento ativo do osso maxilar, também denominado "erupção ativa", e ao mesmo tempo um movimento apical dos tecidos moles gengivais, também denominado "erupção passiva".

c) Fase eruptiva funcional: compreende o instante em que o dente entra em contacto com o seu antagonista e, em seguida, cessa o seu deslocamento vertical, até que ocorra a esfoliação da dentição decídua. [13]Mesmo assim, os movimentos que ocorrem nesta fase devem-se principalmente ao facto de o dente continuar a adaptar-se ao longo da sua vida para compensar o seu próprio desgaste e as forças a que está exposto. , 14, [15]

Sequência de erupção na dentição permanente

A erupção da dentição permanente começa aos seis anos de idade. Na maxila, a sequência começa com o aparecimento do primeiro molar, seguido dos incisivos centrais, depois dos incisivos laterais, do primeiro pré-molar, do segundo pré-molar e, por fim, dos caninos e do segundo molar.

Na mandíbula, é relativamente semelhante, pois a erupção inicia-se com o primeiro molar, depois os incisivos centrais e, em seguida, os incisivos laterais, porém, a diferença está no fato de que o próximo dente a surgir é o canino, seguido do primeiro pré-molar, segundo pré-molar e segundo molar inferior permanente. É necessário salientar que "no que respeita à sequência de erupção, tem-se observado que, embora exista um padrão geral, nem todos os indivíduos obedecem à mesma sequência".[16]

[17]Como contrapartida ao processo de erupção, existe também a inclusão dentária, que Gil de la Serna et al. definem como o processo patológico eruptivo em que o dente não erupciona através da mucosa bucal e, consequentemente, não atinge uma posição funcional na arcada dentária.

Deve-se ter em conta que inclusão, impactação e retenção não são sinónimos; assim, um dente incluso é aquele que permanece no osso e a inclusão engloba as retenções e as impactações dentárias. Podemos distinguir entre inclusão ectópica, quando o dente incluso se encontra numa posição anómala mas próxima da sua localização habitual, e inclusão heterotópica, quando o dente se encontra numa posição anómala mais afastada da sua localização habitual. [18]Um dente é considerado retido quando não ocupa o seu lugar na arcada para além da idade de erupção, [19]

Incidência de impactação dentária mulheres 20,21, 22
A retenção de incisivos é mais comum no maxilar superior. A sua incidência na população é de aproximadamente 0,1-0,5%. A retenção do canino superior afecta 0,8-2,9% da população. É mais frequente nas mulheres e em 85% dos casos a retenção é palatina. Os caninos superiores são um dos últimos dentes a erupcionar na maxila e o espaço para eles pode estar comprometido na arcada dentária no momento da erupção. Por outro lado, a retenção do canino inferior é bastante rara, variando de 0,05 a 0,04%. Quarenta por cento dos casos parecem estar relacionados com uma malformação, mau posicionamento ou agenesia do lateral permanente. A posição mais frequente é a palatina. Os caninos são considerados os dentes mais importantes do sistema estomatognático, sendo indispensáveis para os movimentos funcionais de lateralidade e protrusão, responsáveis pela função, harmonia oclusal e estética. A retenção dos pré-molares é de aproximadamente 0,3% para os pré-molares inferiores e 0,2% para os pré-molares superiores. Para os primeiros e segundos molares, é de aproximadamente 0,02% para os primeiros molares superiores e 0,08% para os segundos molares superiores. Para os molares inferiores, a frequência é de 0,04% para os primeiros molares inferiores e 0,06% para os segundos molares inferiores. Finalmente, a incidência de retenção dos terceiros molares é de aproximadamente 20-30%, com uma certa preponderância nos primeiros molares inferiores e 0,06% nos segundos molares superiores.

Causas da retenção de dentes

A etiopatogénese das anomalias da erupção dentária não é completamente conhecida. O facto desta peculiar anomalia da erupção dentária deve ser procurado na sua causa primeira, na própria origem da espécie humana. Os antropólogos afirmam que a cerebração do ser humano, em constante crescimento, exceto em casos significativos, aumenta a sua cavidade craniana à custa dos maxilares. A linha pré-hipofisária, que se inclinava para a frente desde a testa recuada até à mandíbula saliente nas formas pré-humanas, tornou-se quase vertical no homem moderno à medida que o número de dentes diminuiu.[23]

A retenção dentária aumenta com a evolução do ser humano, dada a involução que a maxila e a mandíbula estão a sofrer, o que se deve, entre outras causas, à mudança de dieta registada nos últimos séculos e à tendência para uma alimentação mais mole e refinada, que torna desnecessário um aparelho mastigatório mais potente. As diferentes partes que compõem o aparelho estomatognático diminuíram em proporção inversa à sua dureza e plasticidade, ou seja, os músculos foram os que mais diminuíram de tamanho, porque a função mastigatória diminuiu, seguidos dos ossos e, finalmente, dos dentes. A erupção dos dentes permanentes obedece às mesmas leis biológicas que a dentição decídua. Independentemente das causas filogenéticas predisponentes da inclusão dentária, que não podem ser controladas apesar do nosso conhecimento, existem outros processos que favorecem esta alteração. [24]Em geral, esta anomalia tem uma etiologia complexa que é precedida por factores evolutivos, anatómicos e mecânicos, [25]

Factores genéticos ou sistémicos, tais como distúrbios endócrinos, condições febris e irradiação, estão envolvidos nesta patologia. Também está relacionada com o metabolismo, a polidisplasia ectodérmica congénita e a osteoporose.[26]

Várias causas locais também têm sido identificadas, tais como: discrepâncias entre osso e dente; dilacerações radiculares; perda precoce ou retenção prolongada do canino decíduo; anquilose; cistos; presença de dentes supranumerários; fechamento prematuro do ápice; trauma; e iatrogenia. Para além dos factores acima referidos, existem ainda factores pré-determinantes que influenciam a ocorrência de dentes impactados, como a idade, o sexo ou a história sistémica do paciente. Todos estes co-factores estão associados à severidade da retenção dentária, o que pode influenciar problemas futuros como o desalinhamento dos dentes adjacentes ou falhas oclusais. [27]

Os factores causais podem ser classificados como locais e sistémicos:

Factores locais:

Entre elas, a posição irregular do dente ou a pressão de um dente adjacente, que pode ser devida à direção anómala de erupção do próprio dente impactado ou de um dente vizinho que actua como obstáculo. Por exemplo, o canino superior, na sua fase germinativa, localiza-se muito alto, profundamente na maxila e próximo à órbita, e é direcionado para o seu lugar correspondente na arcada muito tardiamente, quando os dentes adjacentes já erupcionaram. Os dentes supranumerários que actuam como barreira, a densidade óssea e a inflamação crónica não infecciosa também desempenham um papel importante. Outra causa muito frequente é a discrepância negativa entre osso e dente, que resulta na falta de espaço na arcada dentária devido ao micrognatismo mandibular ou maxilar, anomalias no tamanho e forma dos dentes, presença de dentes supranumerários, entre outros. Frênulo labial superior patologicamente inserido, perda de dentes decíduos por cárie, persistência de dentes decíduos, doença cística e tumoral podem ser causas de retenção. Um cisto radicular de um dente decíduo com polpa necrótica pode causar a retenção do dente permanente sucessor. A existência de um quisto dentígero e folicular pode representar um obstáculo à erupção do dente permanente afetado. Esses cistos são relativamente comuns; eles englobam a coroa do dente e se inserem no colo do dente. As raízes do dente estão fora do saco cístico. O cisto dentígero de desenvolvimento é um dos mais frequentes e pode ser a causa de inclusão, impactação ou retenção dentária, mais predominante em dentes permanentes e supranumerários do que em dentes decíduos. Os odontomas e outros tumores odontogénicos e não odontogénicos são também frequentes. Setenta e cinco por cento dos odontomas são diagnosticados entre a primeira e a segunda décadas de vida devido a um atraso na erupção dos dentes permanentes, uma vez que são assintomáticos e não existe uma predileção significativa pelo género. Outra causa local é a doença infecciosa. Tem sido descrito e observado na prática clínica que, na área dos dentes retidos, especialmente os terceiros molares, que sofrem infecções locais, é provocada fibrose na mucosa que recobre o dente prestes a erupcionar no processo de cicatrização que ocorre quando a infeção se resolve, especialmente nas pericoronarites, o que impede a erupção do órgão dentário. Por outro lado, existe o traumatismo alveolar dentário, uma vez que na zona da mucosa bucal que sofreu um traumatismo grave (fratura alveolar dentária, fratura da mandíbula ou da maxila), é provocada uma densidade óssea diferente, bem como uma alteração da morfologia da mucosa que pode torná-la mais fibrosa, impedindo a erupção do dente que está prestes a erupcionar. [2328]Nos casos de pacientes que perderam molares e são reabilitados sem radiografia, o trauma repetitivo na mucosa provoca uma alteração na morfologia da mucosa que a torna mais fibrosa e impede a erupção do dente, [29]

A função mastigatória reduzida, a abrasão oclusal e interproximal devido à oclusão borda a borda e as consequências do tratamento ortodôntico também causam a retenção dentária. Além disso, em casos de extração prematura de um dente decíduo, quando o germe do dente permanente se encontra afastado do seu local de erupção na arcada dentária, o alvéolo pode ser fechado por uma ponte óssea que, devido à sua densidade, actua como um obstáculo que o dente permanente não consegue ultrapassar. Nestes casos, tanto o osso como a gengiva cicatrizam. [30]No caso da gengiva, esta torna-se um tecido denso e esclerótico devido ao trauma oclusal e mastigatório ao longo do tempo, [31]

Factores sistémicos:

As causas gerais são as doenças sistémicas, incluindo o atraso fisiológico da erupção, como a irradiação, os distúrbios endócrinos, os distúrbios metabólicos, as condições hereditárias, a síndrome de Gardner, a disostose cleidocraniana, a polidisplasia ectodérmica hereditária, as displasias fibrosas e a osteopetrose ou doença de Albers-Schonberg.[32]

Existem ainda factores congénitos devidos a patologias maternas durante a gravidez, tais como: traumatismos, dieta materna, varicela, outros vírus e alterações do metabolismo materno. A miscigenação racial é também considerada como uma causa de alteração da erupção, tendo sido provado que em grupos raciais homogéneos, a frequência de má oclusão é baixa e:onde houve mistura racial, a discrepância do tamanho dos maxilares e as desordens são significativamente maiores, alguns estudos mostram que pode haver um predomínio do "efeito" sobre o "excesso", em termos do tamanho dos componentes do aparelho estomatognático, como resultado da mistura racial; Estes estudos são consistentes com estudos de antropólogos que indicam que os maxilares estão a diminuir de tamanho, havendo assim um aumento da frequência de terceiros molares inclusos ou falta congénita de alguns dentes, bem como uma tendência para o retrognatismo à medida que subimos na escala filogenética. Outras causas sistémicas são algumas formas de anemia, sífilis, tuberculose, malnutrição, raquitismo, escorbuto, BeriBeri. Estas causas influenciam frequentemente o curso da erupção dentária, a esfoliação prematura e a retenção prolongada dos dentes. Entre as disfunções endócrinas, as mais caraterísticas da retenção dentária são o hipotiroidismo subclínico, o desenvolvimento sexual ou gonadal prematuro e a iatrogénese hormonal.[33]

As doenças raras incluem a disostose ou displasia cleidocraniana, uma doença autossómica dominante rara, caracterizada por: alargamento do crânio à custa dos ossos frontais e parietais, com fontanelas muito largas que demoram anos a fechar, atrofia ligeira da massa facial superior e exoftalmia, anomalias dentárias múltiplas, como atraso de ambas as dentições e ausências e inclusões dentárias, por vezes múltiplas. Também hipoplasia ou aplasia de ambas as clavículas, espinha bífida e malformações dos membros, oxicefalia, crânio em torre provocada pela fusão rápida de múltiplas suturas, progeria ou cegueira prematura, acondroplasia e fendas labiais, maxilares e palatinas. A síndrome de Crouzon, caracterizada pelo encerramento prematuro das suturas cranianas, também é comum. Observa-se testa proeminente, prognatismo, exoftalmia, com possível deslocação do globo ocular, nariz em bico, lábio superior encurtado e morfologia baixa mas normal dos pavilhões auriculares.[34]

As alterações de etiologia sistémica têm uma manifestação generalizada na erupção, as alterações de um ou poucos dentes têm normalmente uma causa local.[35]

<u>Diagnóstico da retenção de dentes</u>

É da responsabilidade do médico dentista geral realizar um diagnóstico precoce desta patologia, de preferência antes dos 9 e até aos 12 anos de idade, com o objetivo principal de prevenir a retenção.[30]

O diagnóstico desta entidade é efectuado com base no quadro clínico, apoiado em exames e imagens radiográficas. É necessário efetuar um interrogatório detalhado para procurar possíveis causas de retenção, enquadrando-as em causas locais e sistémicas, e realizar um exame físico minucioso. No exame extrabucal, pode-se examinar o ângulo da mandíbula e observar a proeminência do osso a esse nível; no couro cabeludo, por vezes, observa-se alopecia aereata e, na região do terço médio da face, a protrusão do globo ocular que pode ser observada em alguns pacientes com cistos dentígeros associados a dentes retidos e em relação ao seio maxilar. Deve ser realizado um exame adequado dos tecidos que circundam a área de retenção, caraterísticas morfológicas da gengiva, presença de infecções locais, flanges cicatriciais, tampões pericoronários, lacerações na mucosa da bochecha, hematomas, mudança de cor da mucosa que recobre o dente, etc. No exame físico intra-oral, são mais importantes: ausência do dente após a idade de erupção, aumento de volume, persistência do dente provisório, dor, má oclusão, inclinação ou posicionamento irregular dos dentes adjacentes, quistos de erupção, pericoronarite (ligeira, moderada, grave), limitação da abertura oral.[36]

É essencial complementar o exame clínico com um estudo radiográfico para efetuar um diagnóstico preciso. O diagnóstico que uma radiografia permite é necessário, pois podem ser avaliadas diferentes caraterísticas e áreas específicas. Por isso, é considerado um exame de valor médico-legal e essencial no diagnóstico de qualquer tipo de doença ou alteração clínica. [3738]Embora as radiografias simples não sejam consideradas conclusivas num diagnóstico, pois devem ser realizadas com a técnica correta, são de grande importância para fornecer informações ao médico dentista,[39]

Estudo radiográfico

O estudo radiográfico pode ser auxiliado por vistas intra-orais, como a radiografia periapical, a técnica de paralaxe ou de Clark e a radiografia oclusal. São também utilizadas vistas extra-orais, como a radiografia panorâmica, a radiografia mandibular oblíqua lateral e a tomografia axial computorizada (TAC). Esta última fornece mais informações sobre o canino nos três planos do espaço. [40]As tomografias computorizadas são um exame não invasivo e de custo elevado, [41]

A tomografia computorizada de feixe cónico é um método que fez avançar o campo da radiologia dentária, uma vez que permite obter tomografias de alta resolução do espaço craniofacial (3D). Pode fornecer imagens de músculos, ossos, órgãos, vasos sanguíneos, gordura, revelando uma estrutura em várias dimensões e com uma ampla acuidade visual. 42,43

O estudo radiográfico permite determinar a profundidade da impactação medida em relação ao plano oclusal, a direção e o ângulo de inclinação do dente em relação ao eixo axial do dente erupcionado adjacente, o comprimento, a forma, a direção e o número de raízes. Outros aspectos que podem ser visualizados são a forma e o tamanho da coroa, o espaço do ligamento periodontal, a relação próxima com estruturas cuja preservação é essencial, especialmente o canal dentário inferior ou o seio maxilar, a presença de lesões radiolúcidas em relação ao dente incluso e a possibilidade de anquilose ou hipercementose.[33]

Classificações da retenção de dentes

Na literatura podemos encontrar várias classificações para descrever a posição dos dentes retidos, as mais utilizadas são as de Winter e Pell e Gregory, que focam os terceiros molares, Trujillo Fandiño, que descreve a posição dos incisivos, caninos e pré-molares retidos, Field e Ackerman, que se refere aos incisivos e caninos retidos, e Ugalde, que trata dos caninos e pré-molares.[44]

[45]Trujillo classifica a localização da coroa do órgão dentário retido em relação aos terços radiculares cervical, médio e apical dos dentes adjacentes e estabelece 5 mm para cada terço radicular, da seguinte forma

- Posição I: Quando a coroa ou a maior parte dela está localizada ao nível do terço cervical da raiz dos dentes adjacentes em maxilares dentados. E no espaço entre a crista alveolar até 5 mm da crista alveolar na maxila equivalente ao terço cervical.

- Posição II: Quando a coroa ou a maior parte da coroa está ao nível do terço médio das raízes dos dentes adjacentes em maxilares dentados. E no espaço entre 5 e 10 mm do rebordo alveolar dos maxilares, equivalente ao terço médio.

- Posição III: Quando a coroa ou a maior parte dela está localizada ao nível do terço apical da raiz dos dentes adjacentes em maxilares dentados. E num espaço de 10 mm ou mais da crista alveolar dos maxilares.

- Por outro lado, Echegaray26 descreve a classificação de Field e Ackerman, que afirma

- Posição vestibular: a coroa está ligada aos incisivos ou à coroa acima dos ápices dos incisivos.

- Posição palatina/lingual: representada pelo facto de a coroa estar próxima da superfície e em correlação com as raízes dos incisivos.

- Posição média: a coroa é colocada entre as raízes do incisivo lateral e do primeiro pré-molar, com a coroa acima das raízes destes dentes em direção à vestibular e a raiz em direção à palatina ou vice-versa.

[46]Ugalde, em 2001, formulou uma classificação de caninos e pré-molares por meio de uma série de parâmetros, como angulação, profundidade, formação radicular:

Angulação

Analisa a angulação do canino impactado em relação ao plano oclusal.

- Horizontal: quando o eixo longitudinal do canino em relação ao plano oclusal tem uma angulação entre 0 e 30 graus.
- Mesioangular: quando a angulação é de 31 a 60 graus.
- Vertical: angulação do eixo longitudinal do canino e do plano oclusal entre 61-90 graus.
- Distoangular: a angulação corresponde a 91 graus e para cima.
- Invertida: coroa até à profundidade apical

Medida do plano oclusal até à cúspide do canino retido, obtendo-se assim:

- Retenção da superfície não superior a 5 mm.
- Retenção moderada até 10 mm.
- Profundidade de retenção superior a 10 mm Formação de raízes

De acordo com o seu desenvolvimento radicular, podem ser:

- Em formação.
- Formação completa.
- Deslacerado

Consequências da retenção de dentes

Na fase da infância, considera-se essencial que os pais sejam corretamente informados sobre o período de esfoliação, uma vez que saberão quanto tempo os dentes decíduos devem permanecer na boca, poderão detetar qualquer anomalia neste processo e, assim, poderão recorrer imediatamente aos especialistas e intercetar o problema a tempo. Em muitos casos, o síndroma de retenção dentária já é percetível durante a adolescência, uma vez que o paciente tende a reconhecer a anomalia devido à estética ou aos sintomas associados. O diagnóstico precoce será vital para o problema, pois detectará dentes permanentes que se desviaram do seu trajeto normal ou do seu percurso de erupção ou que ficaram retidos devido a um dente primário que não foi esfoliado. Intervindo a tempo, outras alterações como a má oclusão, a anquilose dentária podem ser evitadas e o prognóstico será mais benéfico, assim como o tratamento. A retenção de dentes permanentes é uma condição bastante recorrente em crianças e adolescentes e, por vezes, o prognóstico é difícil para o ortodontista. [10]Existe uma grande preocupação dos pais com a falta de diagnóstico precoce, também devido à identificação tardia dos principais factores de risco, bem como com as consequências estéticas, oclusais, psicossociais e com a incerteza na aplicação de uma técnica adequada que proporcione uma elevada margem de segurança em termos de integridade dos dentes vizinhos e de resultados favoráveis, [47]

Os dentes retidos, como qualquer outro dente, podem causar perturbações de origem mecânica, infecciosa, nervosa e tumoral. Entre as de origem mecânica temos: mau posicionamento lingual ou labial do dente retido, migração do dente vizinho e perda do comprimento da arcada, reabsorção interna, formação dentígera interna, reabsorção radicular externa do canino retido, bem como dos dentes vizinhos. Por outro lado, a dor referida, a pericoronarite e a doença periodontal localizada nos dentes adjacentes devem-se a perturbações de origem infecciosa. Do ponto de vista nervoso, podem ocorrer compressões de fibras nervosas que causam nevralgias. As doenças tumorais devem-se principalmente a infecções crónicas do saco pericoronário, infecções apicais, periodontites e ao desenvolvimento de quistos do folículo dentário. Estas perturbações incluem granulomas, quistos radiculares, quistos foliculares odontogénicos, ameloblastomas e tumores malignos.[20]

> Um paciente com retenção ou atraso dos dentes caninos pode ser o resultado de um distúrbio endócrino ou da tiroide, fibrose gengival, ou outros, como o mau posicionamento dos dentes antes da sua erupção, ou também devido a uma falta de espaço na arcada dentária.[48]
>
> [49]Restrepo e Mariaca , ressaltam que: "Os caninos são muito importantes para a saúde bucal das pessoas, bem como para a estética facial, além das funções que exercem na oclusão, razão pela qual o tratamento periodontal é normalmente aplicado quando estão retidos. Entre as sequelas podemos destacar: alterações eruptivas que afectam a estética da pessoa, perda de contorno da maxila, reabsorção do incisivo lateral, dor generalizada a nível mandibular, desvio da linha média, distúrbios a nível do sistema nervoso, mesialização da zona posterior provocando perda do espaço afetado, transmigração dentária, giroversão e inclinação do incisivo

lateral da posição afetada, entre outras".

Opções terapêuticas para dentes impactados

Para a escolha da conduta terapêutica adequada a cada paciente, é fundamental uma avaliação criteriosa do estágio de desenvolvimento da dentição e avaliação dos agentes de risco, uma vez que o tratamento é altamente dependente de factores como a idade, a posição do dente e a condição sistémica do paciente. O tratamento dos dentes impactados é necessário para evitar sequelas dentárias numa idade mais avançada, pelo que se recomenda um diagnóstico precoce, devendo o médico dentista geral efetuar uma avaliação exaustiva do paciente, incluindo um estudo multidisciplinar. [27]

Entre os tratamentos utilizados está a abstenção, que é decidida porque existe uma contraindicação geral para a intervenção cirúrgica, porque a manipulação do dente incluso pode levar a complicações como a perda de outros dentes sãos ou quando o dente está totalmente incluso no osso maxilar, com um mínimo de 2 mm de osso à volta do seu perímetro. Alguns autores denominam-na de inclusão "muda", devido à pequena percentagem de alteração que produz. Se esta variante for evidenciada, é aconselhável monitorizar o paciente regularmente, tanto clínica como radiograficamente, de forma a minimizar o risco de futuras perturbações.[50]

A extração dentária está indicada quando o dente retido causa dor ou desconforto ao paciente, quando provoca infecções ou bolsas e reabsorção do osso e da raiz de um dente vizinho. Esta opção terapêutica é também escolhida quando provoca más oclusões, como apinhamentos, migrações, rotações, colapso da arcada dentária, etc., quando está associado a um quisto ou tumor, em pacientes que vão ser submetidos a radiações ionizantes ou a cirurgia ortognática, ou nos casos em que o dente retido está incluído no foco de uma fratura da mandíbula, pois transforma-a numa fratura aberta, bem como para evitar infecções no foco da fratura.[51]

Quando o dente incluso tem valor estético e funcional, devem ser efectuadas manobras ou procedimentos para o colocar na arcada dentária, que não devem ser perigosos ou pôr em causa a vitalidade do dente ou dos dentes adjacentes. O tratamento deve ser imposto precocemente para evitar que os dentes se desviem e irrompam numa posição anómala. Para o efeito, são utilizadas as seguintes técnicas cirúrgicas:

- Alveolotomia condutiva: Como o próprio nome indica, não é excisado qualquer tipo de tecido oral, sendo muito utilizada em inclusões moderadas e ligeiras, que podem ser diagnosticadas através da observação de uma protuberância junto ao local onde o dente deveria ocupar e que corresponde à coroa do dente. Neste caso, é realizado um retalho de reposicionamento apical, deixando a coroa do dente incluso descoberta, reposicionando o retalho em direção à apical e suturando-o mais alto do que a sua posição inicial.

- Alveolectomia Condutiva: Esta técnica é indicada para inclusões moderadas e ligeiras, envolve uma gengivectomia ou excisão simples da gengiva que cobre o dente incluso, normalmente esta gengiva pode ser fibrosa e por isso torna-se um obstáculo à erupção normal do dente, é deixado um colar de gengiva à volta do dente, aproximadamente 3 mm, depois é colocado cimento cirúrgico para evitar que a ferida feche.

- Transplante de dentes: Reimplante, Transplante (autólogo, homólogo, heterólogo), implante, relocalização. [23]

Os métodos ortodôntico-cirúrgicos são procedimentos que combinam a cirurgia e a ortodontia, com o objetivo de colocar um dente na sua posição normal. Cada especialidade do tratamento desempenha um papel diferente mas o objetivo final é o mesmo, a cirurgia deve conseguir a descoberta do dente e a sua correta visualização e permitir ao ortodontista colocar os elementos necessários para a tração. Outra variante é a fenestração dentária e o tratamento ortodôntico utilizado em inclusões severas, quando o eixo longitudinal do dente incluso é paralelo ao eixo longitudinal do dente vizinho, a mucosa e o osso são removidos à volta do dente incluso, com o objetivo de libertar e visualizar a coroa e poder depois colocar um botão de fixação. Este acessório ou dispositivo de tração é utilizado para ativar o dente, que é então colocado na sua posição correta na arcada dentária. Também se pode utilizar como meio de tração a técnica do laço, que consiste em passar um fio de aço inoxidável à volta do colo do dente, torcendo-o cuidadosamente para evitar que ultrapasse a constrição anatómica do colo do canino. Outros meios podem ser: banda ortodôntica pré-formada, coroa de aço inoxidável, pino roscado ou cimentado, ligadura metálica colocada através de um orifício feito na coroa do dente impactado, botão cimentado e outros. No caso de inclusões severas, a fenestração, o reposicionamento e o tratamento ortodôntico são utilizados quando o eixo longitudinal do dente incluso está ligeiramente desviado em relação ao eixo longitudinal do dente vizinho; Em primeiro lugar, procede-se à fenestração, ou seja, à remoção da mucosa e do osso à volta do dente e adiciona-se um ligeiro movimento ao dente com o objetivo de o reposicionar, ou seja, de corrigir o desvio do seu eixo longitudinal. Este pequeno movimento deve ser muito cuidadoso e moderado, efectuado com movimentos ligeiros executados com elevadores. É de salientar que o requisito indispensável para o reposicionamento é quando o dente tem cerca de 2/3 da raiz formada. Não é recomendável quando o dente incluso já possui uma raiz completamente desenvolvida. Como meios de tração, podem ser utilizados os descritos anteriormente para fenestração e tratamento cirúrgico.[52]

Prevenção da retenção de dentes

A prevenção consiste num conjunto de acções levadas a cabo por profissionais, técnicos e pela própria população, para evitar a instalação de uma determinada doença em indivíduos e grupos ou durante as diferentes fases da doença, com o objetivo de limitar as complicações e sequelas. O estudo dos factores envolvidos no curso das doenças e a sua prevenção é uma parte fundamental do trabalho do profissional de saúde. No caso de uma doença não transmissível como a impactação dentária, a prevenção deve também ter como objetivo evitar complicações ou sequelas. Para tal, é necessário dispor de um diagnóstico precoce e de um tratamento atempado, para que sejam realizadas acções a nível secundário. [53]Estas são geralmente realizadas pelo estomatologista geral e pelo ortodontista, por vezes não se pensa que esta ação é também preventiva, mas é. , 54, 55

A ortodontia interceptiva está intimamente relacionada com este nível de prevenção, as expansões transversais precoces em casos de micrognatismo e as indicações para extracções dentárias baseadas em critérios sólidos são opções muito claras. A implementação de uma mudança nos hábitos do paciente e da sua família, juntamente com um controlo médico adequado antes do desenvolvimento de uma determinada patologia, deveria ser a base do sistema de saúde, uma vez que isso evitaria a doença, as complicações subsequentes e a morbilidade e mortalidade, o que beneficiaria não só o paciente e a sua família, mas também o Estado, uma vez que os recursos médicos e económicos atualmente disponíveis podem ser utilizados de forma mais eficaz em pessoas cujas patologias não podem ser prevenidas.[56]

[57]Autores como Couto et al. analisaram a prevalência e os factores associados às más oclusões em crianças em idade pré-escolar na cidade de Aiquara, no Brasil, onde os hábitos orais deletérios (tete, onicofagia e sucção digital) e doenças como a cárie dentária estão associados às más oclusões, enfatizando a necessidade de actividades educativas contínuas.

Um estudo realizado em Chennai, na Índia, sobre o nível de consciencialização e de conhecimentos dos pais acerca da má oclusão dos seus filhos, revelou uma falta de sensibilização para a importância da manutenção dos dentes decíduos para evitar uma disposição irregular dos dentes numa criança. [58]Outra investigação no centro da Índia mostrou uma elevada proporção de crianças que necessitam de tratamento preventivo e intercetivo, [59]

Em geral, não existe informação suficiente sobre as actividades de prevenção da retenção canina permanente em crianças e adolescentes, pelo que se sugere um conjunto de acções que poderiam ser tidas em conta. Estas incluem o desenvolvimento de um sistema de acções gerais de promoção e prevenção da saúde na comunidade, a implementação de actividades educativas dirigidas aos pais e familiares de pacientes com a anomalia sobre o processo de tratamento e a população infantil e adolescente em geral. Também a aplicação de um instrumento para a classificação precoce dos grupos vulneráveis à anomalia e a aplicação prática da ortodontia preventiva e interceptiva. Fatores de risco como extração prematura de dentes decíduos, micrognatismo transverso, persistência de dentes decíduos, hábitos deformadores, entre outros, devem ser controlados. É imprescindível a realização de estudos radiográficos na população adolescente de alto risco, a fim de se obter um diagnóstico imagiológico precoce e avaliar possíveis tratamentos, bem como estabelecer um algoritmo de atendimento multidisciplinar abrangente da população pediátrica com caninos superiores retidos, priorizando interconsultas com especialistas em cirurgia maxilofacial, ortodontia e periodontia.[30]

CONCEPÇÃO METODOLÓGICA

Foi realizado um estudo descritivo e transversal na clínica de ortodontia da Policlínica Manuel Piti Fajardo, durante o período de janeiro de 2023 a março de 2024. A população foi constituída por todos os alunos com idades compreendidas entre os 8 e os 19 anos das escolas que frequentaram a clínica e que foram diagnosticados com dentes anteriores permanentes retidos, tendo sido contabilizados 67 casos. Não foi utilizada amostragem, pois foi utilizada a população total.

Métodos, técnicas e instrumentos a utilizar:

A investigação utilizou uma combinação de métodos teóricos, empíricos e estatísticos para a recolha, o tratamento e a avaliação dos dados.

<u>Métodos teóricos:</u>

> O estudo histórico-lógico permitiu estudar a evolução histórica lógica do comportamento da retenção dentária, bem como determinar a essência e as tendências da trajetória desta anomalia. Permitiu visualizar a continuidade gradual da investigação.

> A abordagem analítico-sintética foi utilizada na sistematização de textos científicos e pedagógicos, documentos normativos, bem como no estabelecimento de relações, interações e generalizações da investigação. Foi utilizada ao longo de toda a investigação.

> A abordagem indutivo-dedutiva permitiu tratar a informação empírica obtida e passar de um conhecimento de casos particulares para um conhecimento mais geral e vice-versa. <u>Métodos empíricos:</u>

> Observação: foi utilizada para obter as variáveis de interesse para esta investigação, bem como para avaliar as radiografias indicadas.

> Formulário: Foi utilizado para recolher as variáveis de interesse para esta investigação.

<u>Métodos estatísticos:</u>

Foram aplicadas na investigação estatísticas descritivas e estatísticas inferenciais não paramétricas (qui-quadrado).

Os dados foram introduzidos numa base de dados automatizada, utilizando o Microsoft Office 2010, Excel 2010, executado em Windows num microcomputador pessoal. A partir da base de dados, obtiveram-se distribuições de frequências e tabelas cruzadas das variáveis de acordo com os seus diferentes atributos. Foram aplicadas técnicas de estatística descritiva e elaboradas tabelas nas quais os valores dos atributos das variáveis foram expressos em frequências absolutas e percentagens.

As principais variáveis utilizadas foram: idade, sexo, dente retido de acordo com a ordem na arcada, localização do incisivo ou canino retido, posição, causa da retenção e tratamento de escolha.

Operacionalização e concetualização das variáveis:

VARIÁVEIS	CLASSIFICAÇÃO	DEFINIÇÃO DE A VARIÁVEL	ESCALA DE CLASSIFICAÇÃO
Sexo	Qualitativa nominal dicotómica	De acordo com o sexo biológico a que pertencem.	Feminino Masculino
Idade	Quantitativo contínuo	Anos concluídos de acordo com o OI	8,9,10,11,12,13,14,15,16,17,18,19
Dente retido	Qualitativa Nominal Qualitativa Politómica	De acordo com a anatomia e a ordem da arcada dentária	Incisivo central superior Incisivo lateral superior Incisivo central inferior Incisivo lateral inferior Caninos superiores Caninos inferiores

Localização do incisivo ou canino impactado	Qualitativa Nominal Qualitativa Politómica	Dependendo da localização do dente em questão na arcada, e se é unilateral ou bilateral	Canto superior direito Superior esquerdo Inferior direito Inferior esquerdo Superior bilateral Bilateral inferior
Posição do dente retido	Qualitativa Nominal Qualitativa Politómica	Dependendo da posição do dente retido	Vestibular Lingual/Palatino Médio
Causa da retenção	Qualitativa Nominal Qualitativa Politómica	Dependendo da causa da retenção de dentes	Instalações: Posição irregular do dente ou pressão de um dente adjacente (dentes supranumerários e direção)
			Erupção anómala do próprio dente) Densidade óssea Persistência da tempestade Fibrose gengival Inflamação crónica não infecciosa Discrepância dente-osso negativa Doença cística e tumoral: quisto radicular de um dente primário, quisto dentígero, odontoma Doença infecciosa Traumatismo alveolar dentário Sistémico: Causas pré-natais: hereditárias e genéticas, mestiçagem congénita Causas pós-natais: anemia, sífilis, tuberculose, malnutrição, escorbuto, Beri Beri, disfunção endócrina, hipotiroidismo, desenvolvimento sexual precoce Doenças raras: Displasia cleidocraniana, Síndrome de Crouzon

Tratamento de eleição	Qualitativa Nominal Qualitativa Politómica	Consoante a variante de tratamento escolhida	Abstenção Extração de dentes Tratamento ortodôntico Tratamento ortodôntico-cirúrgico

Tratamento, análise das informações e técnicas a utilizar.

Os resultados foram processados por métodos manuais e os dados obtidos foram introduzidos numa base de dados utilizando o Statistical Package for the Social Sciences (SPSS), versão 15.0 para Windows. Para o efeito, foi utilizado o Microsoft Office 2010, Excel 2010. A partir da base de dados foram obtidas as distribuições de frequências e as tabelas cruzadas das variáveis de acordo com os seus diferentes atributos. Foram aplicadas técnicas de estatística descritiva e elaboradas tabelas em que os valores dos atributos das variáveis foram expressos em frequências absolutas e percentagens. Na estatística inferencial não paramétrica, foi utilizado o teste não paramétrico do Qui-quadrado (X2), bem como o teste de significância a ele associado. De acordo com o valor de p, este foi classificado da seguinte forma: Significativo: Se $p<0,05$.

Não significativo: Se $p>= 0,05$

Procedimentos:

1. Primeira etapa: Foi pedida autorização à direção do centro para a realização da investigação (Anexo 1), explicando o objetivo da investigação, bem como os procedimentos que seriam realizados, tudo no âmbito do compromisso de ética médica.

2. Segunda Etapa: Na consulta foi efectuado o exame clínico dos pacientes que deram o seu consentimento informado (Anexo 2), bem como a indicação e interpretação das radiografias periapicais, tendo em conta um guião de observação (Anexo 3) para obtenção das variáveis de interesse para a investigação. Estas informações foram recolhidas através de um formulário previamente elaborado para o efeito (Anexo 4).

3. Terceira fase: Todas as informações foram introduzidas numa base de dados informatizada para tratamento estatístico e posterior apresentação em quadros.

Aspectos éticos

O estudo foi realizado com base em normas éticas internacionais para a investigação experimental e biomédica com seres humanos (Código de Nuremberga, Declaração de Helsínquia I e II, Princípios de Ética Médica das Nações Unidas, Normas Éticas do CIOMS, Declaração Universal sobre o Genoma Humano e Direitos Humanos) e Normas Éticas Nacionais, como os princípios de Ética Médica e Normas Éticas de Boas Práticas na Experimentação Humana. Estas normas foram tidas em conta desde a conceção do projeto de investigação, sendo rigorosamente cumpridas ao longo de todo o processo de estudo, culminando na apresentação dos resultados.

Nesta base, foi obtido o consentimento informado da direção da Policlínica "Manuel Piti Fajardo" (Anexo 1), depois de explicado o objeto da investigação.

As informações obtidas foram utilizadas apenas para este fim e foi explicado a cada doente em que consistia o estudo, esclarecendo que não implicaria qualquer prejuízo para a sua saúde. As radiografias efectuadas seriam totalmente seguras para os alunos. Neste sentido, elaborámos um modelo de consentimento informado que foi assinado por cada paciente ou pelos seus pais ou tutores (Anexo 2), dentro dos princípios básicos a ter em conta, de forma a satisfazer os requisitos morais, éticos e legais na investigação com seres humanos e a não violar os princípios bioéticos da beneficência, não maleficência, autonomia e justiça.

RESULTADOS

Tabela 1. Distribuição de acordo com a idade e o sexo dos dentes anteriores permanentes retidos. Policlínica Manuel Piti Fajardo. Santo Domingo (janeiro de 2023 a março de 2024)

Sexo	Idade			
	FA	%	Media	envio n padrão
Feminino	26	38.8	12,1	2,63
Masculino	41	61.2	11,4	2,44
Total	67	100		

Fonte: Formulário

A tabela agrupa os alunos com dentes anteriores permanentes retidos de acordo com o sexo. Na população estudada, 41 indivíduos do sexo masculino foram afetados por essa anomalia, representando 61,2% da população total. No sexo feminino, foram encontrados 26 pacientes afetados, representando 38,8% do total. É de salientar a superioridade do sexo masculino neste resultado. Relativamente à idade, a média de idades do sexo feminino foi de 12,1 anos, com um desvio padrão de 2,63. No sexo masculino, a média de idade foi de 11,4 anos, com um desvio padrão de 2,44.

Tabela 2. Distribuição de acordo com a localização dos dentes anteriores permanentes retidos

Grupo		FA	%
Incisivos	Incisivo lateral superior direito	2	3,0
	Incisivo central superior esquerdo	6	9,0
	Incisivo lateral inferior esquerdo	7	10,4
	Incisivo central superior direito	3	4,5
	Incisivo central inferior esquerdo	2	3,0
	Incisivo central superior direito e incisivo central superior esquerdo	4	6,0
Caninos	Canino inferior direito	13	19,4
	Canino inferior esquerdo	11	16,4
	Canino superior direito	7	10,4
	Canino superior esquerdo	12	17,9
Total		67	100,0

Fonte: Formulário

A tabela mostra que os caninos foram os dentes mais afectados pela retenção dentária e, regra geral, a maioria dos pacientes tinha apenas um dente retido. O canino inferior direito com maior incidência de retenções foi o canino superior direito com um total de 13 pacientes representando 19,4% do total, seguido do canino superior esquerdo com 12 pacientes representando 17,9%. Seguiu-se o canino inferior esquerdo com 11 pacientes, representando 16,4%, e o canino superior direito com 7 pacientes, representando 10,4% do total. Os dentes menos afectados na população em estudo foram o incisivo lateral superior direito e o incisivo central inferior esquerdo, com 2 pacientes cada, correspondendo a 3%, respetivamente.

Tabela 3: Distribuição dos pacientes com dentes anteriores e anteriores permanentes retidos de acordo com a posição

Posição	FA	%
Vestibular	51	76,1
Palatino	4	6,0
Lingual	11	16,4
Médio	1	1,5
Total	67	100,0

Fonte: Formulário

A tabela mostra uma predominância da posição vestibular com um total de 51 pacientes com dentes retidos nessa posição, o que representou 76,1% do total, seguida da posição lingual com 11 pacientes para 16,4%, da posição palatina com 4 para 6% e a menos frequente foi a posição média com apenas 1 aluno com dente retido nessa posição, o que correspondeu a 1,5% do total.

Tabela 4: Determinação das causas de retenção dentária na população estudada.

	Causas	FA	%
Instalações	Fibrose gengival	8	11,9
	Persistência da tempestade	22	32,8
	Discrepância H-D negativa	20	29,9
	Odontoma	6	9,0
	Supranumerário	5	7,5
	Mal posicionamento do canino	6	9,0
	Total	67	100,0

Fonte: Formulário

A tabela mostra que as causas mais frequentes de retenção dentária na população estudada foram locais. A impactação temporal foi predominante, com 22 pacientes, representando 32,8% do total, e a discrepância osso-dente negativa, com 20 pacientes, representando 29,9% do total. Seguiram-se a fibrose gengival, com 8 pacientes, correspondendo a 11,9%, o odontoma e o mau posicionamento do canino, com 6 pacientes cada, representando 9% do total. Por fim, a presença de dentes supranumerários foi encontrada em 5 crianças afectadas, representando 7,5% da população. Não foram encontradas causas sistémicas de retenção dentária.

Tabela 5: Determinação do tratamento para a retenção de dentes nos pacientes em estudo

Tratamentos	FA	%
Abstenção	8	11,9
Extração de dentes	25	37,3
Tratamento ortodôntico	20	29,9
Tratamento Ortodontia cirúrgica	14	20,9
Total	67	100,0

Fonte: Formulário

A tabela mostra a predominância da variante terapêutica da extração dentária em

25 pacientes, ou seja, 37,3% do total, pois os dentes retidos causavam maloclusões ou odontomas em alguns casos, seguido de tratamento ortodôntico em 20 alunos, ou seja, 29,9%. Seguiu-se o tratamento ortodôntico-cirúrgico em 14 pacientes (20,9% do total) e o tratamento menos frequente foi a abstenção, realizada em 8 pacientes (11,9%) devido a contra-indicações gerais à intervenção cirúrgica ou porque a manipulação do dente impactado poderia levar a complicações como a perda de outros dentes saudáveis. A abstenção terapêutica não é aconselhável devido ao risco de infeção, quistos e reabsorção radicular nos dentes adjacentes.

Tabela 6: Posição da retenção dentária de acordo com o sexo

Posição /sexo	Feminino		Masculino		Total	
	Não	%	N o	%	Não	%
vestibular	18	69.2	33	80.5	51	76.1
Palatino	2	7.7	2	4.9	4	6.0
Lingual	5	19.2	6	14.6	11	16.4
Médio	1	3.8	0	0	1	1.5
Total	26	100	41	100	67	100

Fonte: Formulário

F=2,396;=0,565>0,050

A tabela mostra que, no sexo feminino, predominou a posição vestibular dos dentes retidos (69,2%), assim como no sexo masculino, com 33 pacientes (80,5%). A posição mediana só foi observada em um paciente do sexo feminino, o que representou 3,8% do total. O teste F de Fisher mostrou que p>0,050, resultado não significativo, o que significa que a posição em que o evento é detectado não depende do sexo.

Tabela 7: Tratamento dos componentes retidos de acordo com o género

Tratamento/sexo	Feminino		Masculino		Total	
	N o	%	N o	%	Não	%
Abstenção	3	11.5	5	12.2	8	12
Extração de dentes	9	34.6	16	39.0	25	37.3
Tratamento ortodôntico	7	26.9	13	31.7	20	29.9
Tratamento ortodôntico cirúrgico	7	26.9	7	17.1	14	20.9
Total	26	100	41	100	67	100

Fonte: Formulário

F=1,044 ;=0,814>0,050

A tabela mostra que no sexo feminino o tratamento mais frequentemente indicado foi a extração dentária, com 9 pacientes para 34,6% do total de raparigas, assim como no sexo masculino com um total de 16 pacientes, representando 39% do sexo masculino. O tratamento que menos foi aplicado foi a abstenção, com 3 pacientes no sexo feminino para 11,5% e 5 pacientes no sexo masculino representando 12,2%, pois as condições para decidir por esta variante terapêutica foram menos frequentes. Quando efectuado o tratamento estatístico, verificou-se que $p > 0,050$, resultado não significativo, pelo que não existe uma relação de dependência entre o tratamento do dente retido e o sexo.

DISCUSSÃO DOS RESULTADOS

Na investigação realizada, observou-se uma prevalência do sexo masculino afetado por dentes anteriores permanentes retidos. [60]Este facto coincide com Román que no seu estudo: "Prevalência de caninos retidos no consultório dentário", no Equador, afirma que 55% dos pacientes com dentes retidos eram homens e 45% eram mulheres. [20]Com resultados semelhantes, Segura no seu trabalho de licenciatura intitulado: "Prevalência de dentes anteriores retidos em pacientes pediátricos", na Universidade de Guayaquil, destaca uma ligeira predominância do sexo masculino.

No entanto, a maioria dos estudos destaca uma maior incidência no sexo feminino. [61]É o caso de Mendoza et al. , que relatam uma prevalência de 61,2% e 38,8% dos casos afectados no estado de Hidalgo, respetivamente. [48]Também diferem dos resultados do autor Pichel et al. na sua investigação para identificar a retenção dentária em pacientes da Policlínica José Martí em Cuba, em 122 crianças de ambos os sexos, na qual determinam que o sexo feminino é o mais afetado (62,2%).

Como investigadora, considero que a maioria dos estudos conclui que os rapazes são menos afectados pela retenção dentária, uma vez que os seus maxilares são maiores do que os das raparigas, havendo assim mais espaço disponível para o alinhamento dentário. Por outro lado, o ciclo de erupção começa mais cedo no sexo feminino do que no masculino, o que está relacionado com factores hormonais e, se houver algum tipo de alteração durante este período, é detetável mais cedo no sexo feminino. Além disso, a prevalência do sexo feminino é também frequente nos diferentes estudos ortodônticos relacionados com a estética, embora atualmente ambos os sexos compareçam em igual proporção.

É comum encontrar impactação dentária com o aumento da idade, sendo necessário avaliar a idade de brotamento e a idade cronológica para o diagnóstico. [62]

No presente estudo, a média de idade das mulheres foi cerca de um ano superior à dos homens. Não foi possível fazer comparações com outros autores. Acredito que isso se deva ao fato de a coleta de dados ter sido diferente na faixa etária de 8 a 11 anos, onde os incisivos retidos são mais frequentes, enquanto nos pacientes de 12 a 19 anos os caninos retidos são mais comuns.

No presente estudo, os dentes anteriores permanentes retidos com maior frequência foram os caninos, tanto superiores quanto inferiores. [48]Esse resultado é semelhante ao descrito por Pichel et al. , que verificaram que os dentes mais frequentemente retidos foram os caninos (62,2%) e os menos representados foram os incisivos (6,5%).

[63]Segundo Perez , na sua tese intitulada: "Causas e incidências de retenção em caninos permanentes", desenvolvida no Equador, o canino superior direito é o mais frequentemente retido, seguido do canino superior esquerdo. A retenção bilateral dos caninos superiores também é muito frequente. Entre os caninos inferiores, a retenção do canino inferior direito é mais frequente. O autor concorda com esse resultado, pois esse foi o dente mais retido na população estudada.

[20]Segura também apresenta um resultado semelhante no seu estudo para determinar a prevalência de dentes anteriores retidos em pacientes pediátricos, onde afirma que os caninos são os dentes mais afectados por esta anomalia.

[2]Eles diferem dos resultados da pesquisa de Fundora et al, [64]na sua publicação intitulada: "Caracterização dos pacientes operados por retenção dentária em Pinar del Río, 2017-2018", que revelam que os dentes mais frequentemente retidos são os terceiros molares com 60,7%, seguidos pelos caninos com 52,4% em termos de incidência; da mesma forma, Suárez , no seu estudo: "Prevalência de peças dentárias retidas em pacientes de 15 a 60 anos atendidos no centro de radiologia Cero Huánuco 2018", menciona por ordem de frequência que os terceiros molares superiores lideram a lista com 41,1%, seguidos pelo canino superior com um valor de 23,67%.

Na minha opinião, os caninos foram os dentes mais afetados, pois, em primeiro lugar, esse estudo tratou apenas do setor anterior. É importante ressaltar que eles estão entre os últimos dentes a erupcionar na maxila, por isso, muitas vezes, apresentam problemas de posicionamento adequado. Além disso, estão situados numa verdadeira encruzilhada anatómica e ontogenética e o seu germe ocupa uma posição muito elevada, a partir da qual devem realizar os seus movimentos eruptivos numa orientação nem sempre favorável. No caso dos caninos inferiores, era comum que ficassem retidos, fundamentalmente devido à retenção prolongada do temporomandibular e à falta de espaço na arcada dentária.

Com relação à posição da retenção, foi encontrada uma maior predominância de dentes retidos na posição vestibular, e a menos frequente foi a posição medial. [2650]Neste último aspeto, o pesquisador concorda com Echegaray e Miranda et al. , porém divergimos desses autores quanto à posição mais prevalente, pois eles destacam um predomínio de dentes retidos na posição palatina em 60% dos casos, enquanto a posição vestibular tem uma proporção de 30%, e os 10% restantes estão na posição medial. [6165]O autor também discorda de Mendoza et al. , que apontam que "a prevalência em termos de localização é de 85% na posição palatina, 13% na posição média e 1,6% na posição vestibular";

assim como Ayala et al. , em sua publicação: "Dental eruption and its influencing factors", na qual expressam uma maior predominância de dentes retidos na posição palatina.

Considero que a retenção de dentes na região vestibular está associada a problemas de espaço, enquanto a impactação palatina está relacionada a alterações na trajetória, ambas com respaldo científico. O caminho que o canino tem que percorrer, por exemplo, desde a formação do seu germe até emergir na arcada, é muito mais longo e complexo do que o percorrido por qualquer outro dente, o que explicaria qualquer desvio na orientação eruptiva. Os resultados obtidos apontaram mais para a retenção na posição vestibular, pois era muito comum encontrar pacientes com pouco espaço para um alinhamento dentário adequado.

Em relação às causas da retenção dentária, a causa predominante foi a persistência do dente decíduo, seguida da discrepância negativa entre osso e dente, e o odontoma foi uma das menos frequentes. [26]Resultados semelhantes foram obtidos por Echegaray , no Equador, em sua tese de graduação intitulada: "Fatores etiológicos que causam a retenção de caninos permanentes". onde determinou que as principais causas de retenção são: discrepância negativa entre osso e dente, manutenção prolongada dos dentes decíduos, seguida da perda prematura destes dentes causada pela extração ou perda prematura do dente decíduo, o que a longo prazo pode levar a uma redução do tamanho da arcada e à presença de odontomas, quistos ou tumores.

[24]A investigadora também concorda com Quevedo , que na sua publicação "Causas locales de caninos permanentes retenidos en pacientes de la Clínica Estomatológica René Guzmán Pérez de Calixto García", Holguín, indica que a maior prevalência de dentes anteriores retidos se deve à presença de uma arcada pequena em relação ao tamanho dos dentes. [20]Por outro lado, é evidente que há consenso com Segura , que afirma que a retenção de dentes anteriores pode ser devida ao apinhamento anterior, devido à ausência ou espaço reduzido que não permite que o dente permanente seja alojado.

[66]Numa tese de licenciatura desenvolvida na Bolívia por Quisbert , intitulada: "Etiologia e incidência na retenção de caninos permanentes", é referido que 5% dos casos de pacientes com retenção de dentes anteriores permanentes, apresentam odontoma ou tumor, o que constitui a menor causa de retenção nesse estudo, o que é semelhante à presente investigação, onde foi um dos factores menos representativos.

[26]No entanto, difere dos achados de Echegaray , que considera que, para além das causas locais, é importante considerar alterações no estádio embriológico e factores sistémicos

como o atraso fisiológico da erupção devido a um desajuste entre a idade fisiológica e a idade cronológica.

Outro estudo que não concorda com os resultados obtidos é o realizado no Peru, intitulado: "Frequência de caninos retidos em pacientes de 14 a 20 anos", que sugere que uma das causas é genética, bem como factores hereditários ou genéricos como fontes desta anomalia dentária.[67]

[48]Pichel et al. , que acrescentam que a retenção dentária se deve a alterações eruptivas dentárias, associadas a factores filogenéticos, distúrbios endócrinos, outros estão intimamente relacionados com o metabolismo, polidisplasia ectodérmica congénita e osteoporose, também diferem do que foi observado na população em estudo.

Como pesquisadora, acredito que houve maior prevalência de causas locais, principalmente a persistência do temporal além do tempo de sua esfoliação, já que se passaram dois anos em que a população mundial foi afetada pela COVID 19, período em que a maioria dos serviços ficou paralisada e os pais deixaram de levar seus filhos aos consultórios odontológicos. À medida que a pandemia foi sendo controlada, prevaleceu o desinteresse dos pais por esta anomalia, que passou despercebida e não foi possível um diagnóstico precoce e atempado nos cuidados primários.

A variante de tratamento predominante, segundo este estudo, foi a extração dentária, seguida do tratamento ortodôntico. Isso coincide com Quintana et al.68 e Díaz 69, em seus estudos realizados em Artemisa (Cuba) e no Peru, respetivamente, que destacam a extração dentária como o tratamento mais frequentemente implementado. Também está de acordo com Rodríguez et al.13 , que no seu estudo intitulado: "Tratamento multidisciplinar dos dentes retidos em Granma, indicam "que a extração é um dos tratamentos mais utilizados nos casos de dentes retidos que não apresentam sintomas importantes, seguido de tratamento ortodôntico, dependendo do diagnóstico preciso".

[7040]O autor diverge com Corrales na sua investigação "Tratamiento ortodóncico-quirúrgico de caninos retenidos en paciente de 14 años", em Pinar del Rio e com Carballido , na sua publicação em Madrid: "Diagnóstico de canino incluido", ambos determinam um predomínio do tratamento ortodôntico-cirúrgico.

Considero que a extração dentária foi o tratamento mais comummente implementado, pois os dentes retidos em muitos casos causavam más oclusões como apinhamentos, rotações, versões, migrações, colapso da arcada dentária, entre outras anomalias. Em alguns pacientes, também estavam associados a odontomas, sendo esta a conduta imediata. Outras razões para a decisão de extrair dentes, além das complicações oclusais citadas anteriormente, foram as consequências estéticas e psicossociais para os alunos que compuseram a população do estudo.

Ao analisar a possível associação entre o sexo e a posição de retenção dentária, concluiu-se que não há dependência, pois tanto o sexo feminino quanto o masculino têm maior probabilidade de reter dentes na posição vestibular. [2071]Não foram encontrados estudos que coincidissem com os resultados obtidos, no entanto, discordam do autor, Segura e Cornejo que afirmam que a retenção é mais comum no sexo feminino na posição palatina. Como pesquisadora, acredito que os dentes retidos na posição vestibular tiveram maior incidência em ambos os sexos, indistintamente, pois a discrepância negativa entre osso e dente, que fez com que ficassem retidos nessa posição, foi o fator causal da alta prevalência tanto no sexo feminino quanto no masculino.

No caso da associação do sexo com o tratamento da retenção dentária, também não se verificou uma relação de dependência, uma vez que tanto o sexo feminino como o masculino apresentaram maior probabilidade de utilizar a extração dentária como variante de tratamento mais frequentemente implementada, bem como o tratamento ortodôntico. Não foi encontrada nenhuma investigação que abordasse esta relação. Penso que tal se deve ao facto de as opções terapêuticas serem independentes do sexo, uma vez que, para a escolha da conduta terapêutica adequada, é fundamental ter em conta fatores como a idade, a posição dentária e o estado sistémico do paciente, para os quais é essencial uma avaliação cuidada do estado de desenvolvimento da dentição e a avaliação dos agentes de risco, de forma a evitar sequelas dentárias numa idade mais avançada. É importante estabelecer essa relação, pois é muito comum que as meninas procurem a clínica ortodôntica com dentes retidos para tratamento, devido a uma maior preocupação estética, porém essa pesquisa mostra que o sexo masculino teve uma prevalência maior nesse aspeto.

CONCLUSÕES

- O sexo mais afetado pela retenção dentária foi o masculino, com uma média de idades de 11,4 anos, enquanto que no sexo feminino foi de 12,1 anos.
- Os caninos foram os dentes mais frequentemente retidos e em posição vestibular.
- A chuva persistente e a discrepância negativa entre os ossos e os dentes foram as causas mais frequentes.
- A extração do vendaval foi o tratamento mais amplamente implementado.
- Na análise estatística, não foi registada qualquer relação entre o sexo e a posição e o tratamento do dente impactado.

RERENCIASBIBLIOGRÁFICAS

1. Rodríguez Licea ED, Rodríguez Rosales NL, Labrada Ramírez NE. Tratamento multidisciplinar de um dente retido. Apresentação de um caso. Revméd Granma. Multimed [Internet]abril de 2019 [citado 26 de maio de 2023]; 23(2):47-354.Disponível em: http://scielo.sld.cu/scielo.php?script=sci arttext&pid=S1028-48182019000200347&lng=en

2. Fundora Moreno DA, Rodríguez Corbo AA, Corbo Rodríguez MT, et al. Caracterização dos pacientes operados para retenção dentária em Pinar del Río, 2017-2018. Revista Científica Estudiantil de Cienfuegos Inmedsur [Internet] 2020 [citado: 26 de maio de 2023]; 3(1):9-14.Disponível em: http://www.inmedsur.cfg.sld.cu/index.php/inmedsur/article/view/55.

3. Pentón García V, Véliz Águila Z, Herrera L. Dente invertido retido. Relato de caso: modelos de diagnóstico e avaliação. Medisur [Internet]2009Dic.[citado04Abr2024];7(6):59-63.Disponibleen:

   http:// scielo.sld. cu/scielo.php?script=sci arttext&pid=S1727-897X2009000600010&lng=en.

4. Robalino León GV, Martínez Hernández EA, Herrera Navarrete IS, et al. Orthodontic management of retained upper central incisors in patients with cleft palate.Rev Mex Ortodon[Internet] 2020 [cited 29January 2024];8(1):16-22.Available from:https://www.medigraphic.com/cgi-bin/new/resumen.cgi?IDARTICULO =102848

5. González Espangler L. Caraterísticas anatomoradiográficas dos terceiros molares em adolescentes pré-universitários. Rev Cub Estomatología [Internet] 2019[citado 29 de janeiro de 2024]; 56(2)e1722:1-14.Disponível em:https://www.medigraphic.com/pdfs/revcubest/esc-2019/esc192e.pdf

6. Diaz E. Incisivo central retido horizontalmente. Manejo clínico. Revista Eletrónica de Portales Medicos.com[Internet]18Fevereiro,2018. [Citado em

   13/06/2023]. Disponível em: https://www.revista-portalesmedicos.com/revista-medica/incisivo-central-retenidohorizontalmente-manejo-clinico/

7. Márquez Lizárraga AP, Soto Castro TA. Tratamento ortodôntico em pacientes com caninos retidos. RevistaTamé[Internet]2020.8(22),895- 898. Citado em 09 de fevereiro de 2024, de

https://www.medigraphic.com/pdfs/tame/tam2019/tam1922l.pdf.

8. Rodríguez Díaz AM, Pérez Alfonso A, Toledo Pimentel B. Retenção dentária do incisivo central superior direito devido a odontoma composto". I Jornada Virtual de Estomatologia 2022. Ciego de Avila [Internet] 2021. [Citado em 13/06/2023].Disponível em: https://estocavila2021.sld.cu/index.php/estocavila/2022/paper/view/28/52

9. Jiménez RY, Coca GRM, Durán MD. Dentes supranumerários e retenção múltipla. Revisão da literatura e apresentação de um paciente. Ata Med Cent. 2017; 11(2):58-63. [Citado em 13/06/2023].Disponível em: https://www.medigraphic.com/cgi-in/new/resumen.cgi?IDARTICULO=71454.

10. Flores Flores DA, López Cavazos E, Vértix Félix K, etal. Tratamento ortodôntico-cirúrgico de um incisivo central permanente inferior retido. Odontol Pediátr;29(3):146-156 [Internet] 2021.[Citado em 13/06/2023].Disponível em: https://www.odontologiapediatrica.com/wp-content/uploads/2022/01/5 NC385-OdontologiaPediatrica-V29N3-V4-WEB.pdf

11. Cruz Celi RJ. Frequência de erupção ectópica dos primeiros molares permanentes superiores e inferiores em crianças de 6 a 9 anos atendidas na clínica da Universidad César Vallejo de junho a setembro de 2019 na cidade de Piura-Perí. [Tese de doutorado] Chiclayo: Universidad Católica Santo Toribio de Mogrovejo [Internet] 2019; p.15. [citado 16 de dezembro de 2023] Disponível em: http://tesis.usat.edu.pe/handle/20.500.12423/2643.

12. Castillo Alcoser CM, Crespo Mora VI. Estágios mais frequentes de erupção e posição dos terceiros molares inclusos. Riobamba 2019. Trabalho de pesquisa para o grau de Odontólogo. 2019; p9 [Internet] Jun 2019 [citado 4 Abr 2024].Disponível em: http://dspace.unach.edu.ec/handle/51000/5766.

13. Moncayo JP. Manejo da erupção dentária tardia. Trabalho de graduação prévio à obtenção do grau de Odontólogo. Universidade de Guayaquil. outubro 2020; p13 [citado 4 Abr 2024] Disponível em: http://repositorio.ug.edu.ec/bitstream/redug/49750/1/3480MONCAYOjean.pdff

14. Alvarado Rodríguez N. Prevalência de retenção dentária na dentição decídua e permanente. Universidade de Guayaquil. Faculdade Piloto de Odontologia. Equador [internet] abril de 2022 [citado 2023 janeiro 29]:1-75. Disponível em: http://repositorio.ug.edu.ec/bitstream/redug/60591/1/3977/ALVARADOnathaly.pdf

15. De la Cruz Sedano G, Ventura Flores A, Jara Porroa J, et al. Erupção dentária: bases moleculares. Um artigo de revisão. Rev Cient Odontol (Lima) 2020; 8(1): e009. [cited 2023 Jan 29] Disponível em: https://revistas.cientifica.edu.pe/index.php/odontologica/article/view/606.

16. Hernández CL, Pérez PDT, Fernández QY, et al. Cronologia e sequência da erupção dentária permanente em crianças dos 5 aos 12 anos de idade. Salud ciencia tec. [Internet] 2021; 1(1). [cited 2023 Jan 29] Disponível em: https://www.medigraphic.com/cgibin/new/resumen.cgi?IDARTICULO=106966.

17. Gil de la Serna L, Melero Alarcón C, Martínez Basse S, et al. Atualização dos segundos factores etiológicos do segundo 21 molar-incluído.Revista Puesta al día [Internet] novembro de 2019; 14 (2): p.123- 128. [citado 18 de dezembro de 2023] Disponível em: https://coem.org.es/pdf/publicaciones/cientifica/vol14num2/factoresEtiologicos.pdf

18. Escoda CG, Aytes LB. Tratado de Cirurgia Bucal tomo I. Inclusão de dentes. Possibilidades terapêuticas no caso de oclusão dentária. 2011. Madrid: Ergon; p.341 [Internet] [Citado em 20 de janeiro de 2023]. Disponível em: https://gravepa.com/granaino/biblioteca/publicacionesmedicas/Odontologia %20e%20Estomatologia/cirugía/Tratado De Cirugía Buccal - Tomo I.pdf.

19. Hernández D. Cirurgia oral. Dentes retidos[Internet]2021[Citado em 13/06/2023].Disponível em: http://uvsfajardo.sld.cu/sites/uvsfajardo.sld.cu/files/dientes retenidos.pdf

20. Segura Domínguez GM. Prevalência de dentes anteriores retidos em pacientes pediátricos. Universidade de Guayaquil. Faculdade Piloto de Odontologia. Equador [Internet]18Junho2020 [citado 26 maio 2023]:1-76. Disponível em:

http://repositorio.ug.edu.ec/bitstream/redug/48323/1/SEGURAgabriela3340.pdf

21. Álvarez Mora I, Rivas Pérez G, Morera Pérez A, et al. Tratamento ortodôntico-cirúrgico num paciente com um canino retido. Apresentação de caso. X Simposio Visión Salud Bucal y IX Taller sobre el Cáncer Bual2021.Universidad de Ciencias Médicas de Cienfuegos [Internet] 2021[citado 26 maio 2023]:1-76.Disponível em:

http ://estomatovision2021. sld. cu/index.php/estomatovision/2021/paper/view/165.

22. Díaz Palomino SY. Retenção de canino no maxilar superior. Trabalho de suficiência profissional para o título profissional de cirurgião-dentista. Perú 2020 [citado 8 maio 023] Disponível em: https://repositorio.upla.edu.pe/handle

/20.500.12848/1827

23. Rivero Pérez O. Cirurgia oral. Seleção de temas. Editorial Ciencias Médicas. Havana 2018, p.233-256.

24. Quevedo Aliaga JL, Mas Torres M, Mayedo Nuñez Y, et al. Causas locais de retenção de caninos permanentes em pacientes da Clínica Estomatológica René Guzmán Pérez de Calixto García. CCH Correo cient Holguín [Internet] Jul-Sep 2017 [citado 26 de maio de 2023]; 21(3): 627-636. Disponível em: http://scielo.sld.cu/scielo.php?pid=S1560- 43812017000300002&script=sci arttext&tlng=pt

25. Perero López KS. Fatores locais que causam a retenção de dentes caninos na maxila: uma revisão da literatura. [Tese de graduação]. Guayaquil: Universidade de Guayaquil. [Internet] 2019; p.26-43 [cited 2023 Feb 15]. Disponível em: http://repositorio.ug.edu.ec/bitstream/redug/33808/1/2691PEREROkatherine .pdf

26. Echegaray Soria GC. Factores etiológicos da retenção de caninos permanentes. [Tese de licenciatura]. Guayaquil: Universidade de Guayaquil. [Internet] 2021; p.23-27 [citado 10 de fevereiro de 2023]. Disponível em:

http ://repositorio.ug. edu. ec/bitstream/redug/51666/1/3614ECHEGARAY gary .pdf

27. Guirola Rodríguez I. Caninos incluídos. Atualização da sua gestão nos cuidados de saúde primários. Projeto de investigação prévio à obtenção do título de licenciatura em Medicina Dentária. Universidade San Gregorio de Portoviejo. [Internet] 2020; p13 [citado 10 de fevereiro de 2023]. Disponível em: http://repositorio.sangregorio.edu.ec. /handle/123456789/2703.

28. Cushpa Pilco CX. Caracterização diagnóstica do tratamento odontológico de adolescentes com caninos retidos. Dissertação de Licenciatura para obtenção do título de Dentista. Riobamba. Equador [Internet] 2023; p 23 [citado 10 de fevereiro de 2023]. Disponível em: http://dspace.unach.edu.ec/handle/51000/12015.

29. Yllarreta Bandera M, Guerra Cobián O, Leiva Lima L. Ocorrência simultânea de odontoma complexo e cisto dentígero associado à retenção de dentes. Medicentro Eletrónica [Internet]2020 Dec.[cited2024Apr 05]; 24(4): 833-841. Disponível em: http://scielo.sld.cu/scielo.php?script=sci arttext&pid=S1029-30432020000400833&lng=en.

30. Blanco Ruiz Y, Biblioni Serra L, Espinosa Morales L. Prevenção da retenção

permanente de caninos na população pediátrica e juvenil. Odontosantiago [Internet] 2023 [citado 5 Abr 2024]. Disponível em:

http:// odontosantiago. sld. cu/index.php/odontosantiago/2023/paper/download /19/48.

31. Félix Morales GC. Prevalência de dentes permanentes inclusos e seu grau de inclinação em relação ao plano oclusal de pacientes integrados na Clínica Odontológica Dr. René Puig Bentz, período janeiro 2018-2019. Tese de licenciatura para a obtenção do grau de Médico Dentista [Internet] 2019 [citado 5 Abr 2024] Disponível em: http://repositorio.unphu.edu.do/handle/123456789/3464.

32. Sánchez Velásquez J, Molina Barahona M. Caninos retidos, caraterísticas clínicas, métodos de diagnóstico e tratamento dentário. Revisão bibliográfica. Odontol. Act. [Internet]. 5 set 2022 [citado 5 abr 2024];7(3): 65-74. Disponível em: http://oactiva.ucacue.edu.ec/index.php/oactiva/article/view/700.

33. Mercado Portal J, Mamani Cahuata L. Avaliação do espaço disponível para a erupção do terceiro molar inferior incluso de acordo com o lado mandibular, por meio de radiografias panorâmicas, em pacientes de 17 a 36 anos de idade, na clínica Ceden Puno 2021. Projeto de tese [Internet] [citado 5 abr 2024]. Disponível em: http://vriunap.pe/fedu/upload/2021/p00000527-4-Proy.pdf.

34. Gorriz MC de S, Cianca LOA, Bertram CEA, et al. Displasia cleidocraniana - relato de caso familiar. J Multidiscip Dent [Internet] 4 de março de 2024 [citado em 5 de abril de 2024]; 11(3):162-6. Disponível em: https://jmdentistry.com/jmd/article/view/896

35. Aquino Lozada CA. Diagnóstico em Ortodontia. Integração de um caso clínico. Tese para obtenção do grau de Cirurgião Dentista. Universidad Nacional Autónoma de México [Internet] agosto de 2021. p80 [cited 5 Apr 2024]. Disponible en: https://ru.dgb.unam.mx/bitstream/20.500.14330/TES01000813948/3/0813948.pdf

36. Hernández García A. Abordagem cirúrgico-ortodôntica das inclusões dentárias com botões ortodônticos. Tese para obtenção do grau de Cirurgião Dentista. Nacional Autónoma de México [Internet]Setembro2023.p12.[cited 5 Apr 2024]. Disponible en: https://ru.dgb.unam.mx/bitstream/20.500.14330/TES01000846643/3/0846643.pdf

37. Grybiene V, Juozénaité D, Kubiliuté K. Métodos de diagnóstico e estratégias de

tratamento de caninos maxilares impactados: uma revisão da literatura. PubMed [Internet]2019; 21(1): p. 3-12. [citado 22 fev.

2023]Disponível em: https://pubmed.ncbi.nlm.nih.gov/31619657/

38. Gallardo CP, Contreras CC, Quezada AS, et al. Contribuição da radiologia oral e maxilofacial para o diagnóstico clínico. Avanços em Odontostomatologia, março de 2019. 35(2); 73-82. [Internet].[citado 22 fev. 2023] Disponível em: http://scielo.isciii.es/pdf/odonto/v35n2/0213-1285-odonto-35-2-73.pdf.

39. Ramírez LB, Chacón VR, Rivas AH. A utilização de raios X em medicina dentária e a importância da justificação dos exames radiográficos. Avanços em Odontostomatologia [Internet] 2020; 36(3); 131-142. [cited 2023 Feb 22] Disponível em:http://scielo.isciii.es/pdf/odonto/v36n3/0213-1285-odonto-36-3-131.pdf.

40. Carballido Ferreira E. Diagnóstico de caninos inclusos. Higienista do Mundo. Associação profissional de higienistas dentários de Madrid[Internet]14 de agosto de 2019. [citado 10 de março de 2023]. Disponível em: http://colegiohigienistasmadrid.org/blog/?p=213.

41. Cabanillas MD, Vásquez BD. Análisis de la variabilidad de la configuración interna de condutos radiculares de los premolares mediante tomografía computarizadaCONE-BEAM.UniversidadPrivadaAntonioGuillermoUrrelo, Facultad de Ciencias de la Salud. Cajamarca Perú [Internet] 2020 [citado 10 de março de 2023].Disponível em: http://repositorio.upagu.edu.pe/handle/UPAGU/1453

42. Ruiz Imbert AC, Cascante Sequeira D. Valores de densidade em escala de cinzentos na tomografia computorizada de feixe cónico: alcance e limitações [Internet] 2021. ODOVTOS-Int.J.DentalSc.23(2);167-176. [citado 10 de março de 2023]. Disponível em: http://www.medigraphic.com/cgi-bin/new/summary.cgi?IDARTICLE=104260.

43. Ticona Apaza V. Tomografia Cone Beam na identificação de terceiros molares com proximidade ao canal dentário inferior. Tese de Especialização. Universidad Mayor de San Andrés. La Paz, Bolívia.[Internet]2023[citado 10 de março de 2024].

Disponível em: http://repositorio.umsa.bo/handle/123456789/35058.

44. Márquez Conde A. Prevalência de dentes retidos numa amostra da população de San Luis Potosí analisada por tomografia CBCT. Dissertação de Mestrado.

Universidad Autónoma de San Luis Potosí [Internet] julho de 2021 [citado 10 de março de 2024]. Disponível em: http://repositorioinstitucional.uaslp.mx/xmlui/handle/i/7871

45. Trujillo Fandiño JJ. Retenção dentária na região anterior. Dental practice 1990:29-35.

46. Ugalde Morales FJ, González LR. Prevalência de impacção de caninos em pacientes atendidos na clínica de ortodontia da UNITEC. Rev ADM; 56(2):49-58. [Internet] 1999 [citado em 10 de março de 2024]. Disponível em: https://www.medigraphic.com/cgi-bin/new/resumen.cgi?IDARTICULO=9608

47. Blanco Ruiz Y, Bibiloni Serra L, Espinosa Morales L. Prevenção da retenção permanente de caninos na população infantil e juvenil. I Congresso Internacional. Sociedade Cubana de Ciências Estomatológicas. Santiago de Cuba Chapter.[Internet]junho de 2023[citado em 20 de janeiro de 2024]. Disponível em http://odontosantiago.sld.cu/index.php/odontosantiago/2023/paper/download/19/48.

48. Pichel Borges I, Suárez García MC, González Espangler L, et al. Retenção dentária em pacientes ortodônticos de 8 a 18 anos. Rev16 abril. [Internet] 17 de março de 2018[citado 26 de maio de 2023]; 57(268):89-96.Disponível em: http://www.rev16deabril.sld.cu/index.php/16-04/article/download/613/279

49. Restrepo JD, Mariaca PB. Gestão e prognóstico periodontal de caninos retidos em ortodontia. Universidad Cooperativa de Colombia [Internet] 2019;1-22.[cited26May2023].Disponível em: https://repository.ucc.edu.co/bitstream/20.500.12494/13947/6/2019 pronostico periodontal retenidos.pdf

50. Miranda Silva A, Villacís Pérez D, López Seda D, et al. Caninos inclusos, tratamento dentário: revisão da literatura. Revista Latinoamericana de Ortodoncia y Odontopediatría [Internet].5Dezembro2020;35(2) [citado 2023 dezembro 17]. Disponível em: https://www.ortodoncia.ws/publicaciones/2020/art-53/

51. Proaño Silva JC. Diagnóstico imagiológico e tratamento clínico das retenções caninas. Tese de licenciatura. Universidade de Guayaquil. Faculdade Piloto de Odontologia [Internet] agosto de 2019; p 23 [citado 5 de março de 2023]. Disponível em: http://repositorio.ug.edu.ec/handle/redug/44283

52. Macías Escalada E, Cobo Plana J, Carlos Villafranca F, et al. Abordagem ortodôntica cirúrgica das inclusões dentárias. RCOE [Internet]Fev 2005 [citado 9

Jul 2023];10(1):69-82. Disponível em: http://scielo.isciii.es/scielo.php?script=sci arttext&pid=S1138-123X2005000100006

53. Díaz Guerra Y, Cuyac Lantigua M. Importância da prevenção em estomatologia desde a idade escolar. Rev Méd Electrón. [Internet] Jul 2022 [44(4):754-757cited 6 Jun 2023]; Disponível em: http://scielo.sld.cu/scielo.php?pid=S168418242022000400754&script=sci arttext&tln g=pt.

54. Lovo J. Prevenção quaternária: rumo a um novo paradigma. Aten Fam. [Internet] 2020 27 (4):212-215. [citado 6 Jun 2023]; Disponível em: https://www.medigraphic.com/cgibin/new/resumen.cgi?IDARTICULO=95859

55. Ovalle Y, Pac G, Barrios R. Medicina preventiva y niveles de prevención Guatemala: Universidad de San Carlos de Guatemala[Internet]2019 [citado 6 Jun 2023].Disponível em: http://www.medicina.cunoc.edu.gt/articulos/ab79b79d062738543b4086f16b9454f93d cfc81f.pdf

56. Cárdenas Suárez LE, Carpio Vaca GA, Humala Rojas JX, et al. Promoção e prevenção da saúde na sociedade. Tesla Revista Científica [Internet] 2021 [citado 6 Jun 2023]. Disponível em:

http s ://tesla.puertomaderoeditorial.com.ar/index.php/tesla/article/ view/21

57. Couto Assis W, Santos Pereira J, Santos-Silva Y, et al. Factores associados à má oclusão em pré-escolares de uma pequena cidade brasileira.PesquiBrasOdontopediatriaClínIntegr[Internet]202020:e5351 .[cited 6 Jun 2023];Disponível em

https://www.scielo.br/j/pboci/a/qYY4NBKmRh3fMHSkRMxNqSG/?format=html &la ng=pt

58. Ganapathi A, Jeevanandan J. Parental Awareness About Malocclusion in Their Children in Chennai Population .International Journal of Pharmaceutical Research [Internet] 2020 [citado 6 Jun 2023]; 12(3):2669- 2681.Available from: https://www.researchgate.net/profile/GaneshJeevanandan2/publication/344757952 Pa rental Pa rental Awareness About Malocclusion in Their Children in Chennai Population/l inks/5f9d837d299bf1b53e548b32/Parental-Awareness-AboutMalocclusion-in-Their- Children-in-Chennai-Population.pdf.

59. Nerurkar S, Kamble R. Avaliação comparativa da necessidade de tratamento

ortodôntico preventivo e intercetivo em crianças de 6, 9 e 12 anos de idade na Índia central. F1000Research [Internet] 2023[cited 6 Jun 2023]; 12:472. Disponível em: https://f1000research.com/articles/12-472

60. Román Chaguay YF. Prevalência de caninos retidos no consultório odontológico Mc Sthetic. Guayaquil: Universidad de Guayaquil [Internet] 2020 [citado 6 Jun 2023]. Disponível em: http://repositorio.ug.edu.ec/handle/redug/48507

61. Mendoza Rodríguez M, Rodríguez Sierra O, Medina Solís CE, et al. Prevalência de caninos retidos em pacientes atendidos no ICSa. Educ Salud Bol Científico Inst Cienc Salud Univ Autónoma Estado Hidalgo.8(16);14-19. [Internet] 2020 [citado 16 de outubro de 2023]. Disponível em: https://repository.uaeh.edu.mx/revistas/index.php/ICSA/issue/archive).

62. González Espangler L, Ramírez Quevedo Y, Durán Vázquez WE, et al. Presença de terceiros molares no Policlínico José Martí. Actas do Congresso Internacional de Estomatologia; 2015 Nov; Cidade de Havana. Cuba [Internet] 2015[citado 26 mar 23]. Disponível em:

http://www.estomatologia2015.sld.cu/index.php/estomatologia/nov2015/paper/view/6 45/406

63. Pérez J. Causas e incidências de retenção em caninos permanentes: Revisão da literatura. [Tese de licenciatura]Equador: Universidad de Guayaquil [Internet] 2018 [citado 26 mar 23] Disponível em: http://repositorio.ug.edu.ec/handle/redug/29552.

64. Suárez Gargate J. Prevalência de dentes retidos em pacientes de 15 a 60 anos atendidos no centro de radiologia de Cero Huánuco [Internet] 2018 [citado 26 mar 23].Disponível em

https://alicia.concytec.gob.pe/vufind/Record/UDHR 2ee4ad16698020fcd9d284270 65abf7c/

65. Ayala Pérez Y, Carralero Zaldívar L, Leyva Ayala B. A erupção dentária e os seus factores de influência. Correo Científico Médico [Internet] 2018 [citado 7 Abr 2024];

22 (4) Disponível em: https://revcocmed.sld.cu/index.php/cocmed/article/view/2931

66. Quisbert Laura JZ. Etiologia e incidência na retenção de caninos permanentes.

Trabalho de graduação para obtenção do título de Especialista em Ortodontia e Ortopedia Dento-Maxilo-Facial. Bolivia [Internet] 2022 [citado 16 de outubro de 2023] Disponível em: http://repositorio.umsa.bo/xmlui/handle/123456789/29828

67. Leal Becerra CL, Rodríguez Cotrina NM. Frequência de caninos retidos em pacientes de 14 a 20 anos, período 2017 - 2019, Cajamarca. Tese para o Título Profissional de Cirurgião Dentista. Peru [internet] 2021 [Citado em 27 de julho de 2023]. Disponível em: http://repositorio.upagu.edu.pe/handle/UPAGU/1830.

68. Quintana Díaz JC, Algozain Acosta Y, Quintana Giralt M et al. Tratamento cirúrgico de dentes retidos no serviço de cirurgia maxilofacial de Artemisa (1994-2010).RevActaOdontolCol2015[cited20Sep2023]; 5(1):57-63.Availableat:https://repositorio.unal.edu.co/handle/unal/61368

69. Diaz P, Sue Y. Canino maxilar retido. Universidade Peruana Los

Andes [internet2020] [citado 20 set 2023] Disponível em: https://repositorio.upla.edu.pe/handle/20.500.12848/1827.

70. Corrales A. Tratamento ortodôntico-cirúrgico de caninos retidos em um paciente de 14 anos. Revista Médica Pinar del Rio, 965-972. [Internet] 2019 [citado em 10 de janeiro de 2023]. Retrieved fromhttp://scielo.sld.cu/pdf7rpr/v22n5/rpr15518.pdf

71. Cornejo Meléndez M. Prevalência de caninos inferiores retidos em radiografias panorâmicas de pacientes de 15 a 24 anos no centro odontológico da UCSM, período 2022-2023. Universidade Católica de San Martin. Peru [Internet] 2023. Disponível em: https://repositorio.ucsm.edu.pe/handle/20.500.12920/13149.

ANEXOS

Observação participante

Anexo 3:

Objectivos:

- o Obter informações sobre as variáveis e os aspectos radiográficos de interesse para a investigação.

Aspectos a observar no doente

- ▪ Dados gerais do paciente, nomeadamente sexo, idade, antecedentes pessoais e familiares, hábitos.
- ▪ Exame extra-oral: sinusite maxilar, alopécia, exoftalmia.
- ▪ Exame intra-oral: ausência do dente para além da idade de erupção, persistência de dentes decíduos, manifestações clínicas de quistos ou tumores, alterações nos incisivos laterais, dentes supranumerários e/ou apinhamento, anomalias de forma e tamanho dos dentes, diastema central, fibrose submucosa, alterações da cor da mucosa que cobre o dente retido (isquémia, eritema), hematomas, dor, hipoestesia, traumatismo.

Aspectos a observar nos raios X:

- o Densidade óssea.
- o Profundidade da impactação em relação ao plano oclusal.
- o Direção da erupção e ângulo de inclinação do dente.
- o Comprimento, forma e direção das raízes.
- o Forma e tamanho da coroa
- o Espaço do ligamento periodontal
- o Anquilose
- o Hipercementose
- o Lesões radiolúcidas em relação ao dente retido (quisto dentígero, quisto radicular de um dente primário, odontoma)

Anexo 4

Formulário

Objetivo: Recolher as variáveis de interesse para esta investigação.

Aspectos a ter em conta:

1. Sexo:

Feminino Masculino

2. Idade:

3. **Localização do incisivo retido:**

Unilateral

Canto superior direito

Superior esquerdo Bilateral

Inferior direito Topo

Inferior esquerdo

Localização do canino afetado Inferior

Unilateral Bilateral

Superior direito Superior

Superior esquerdo Inferior

Inferior direito

Inferior esquerdo

4. Posição do dente retido

VestibularLingual PalatinoMédio

5. Causas de retenção: (Local)

Posição irregular do dente ou pressão de um dente adjacente

Dentes supranumerários

Persistência da tempestade

Fibrose gengival

Densidade óssea

Inflamação crónica não infecciosa

Discrepância osso-dente negativa

Doença cística e tumoral: quisto radicular de um dente decíduo, quisto dentígero, odontoma

Doenças infecciosas

Traumatismo dentário alveolar

<u>Sistémico:</u>

<u>Causas pré-natais:</u>

Hereditário e genético

_________ Congénita

Raças mistas

Pós-natal:

________ AnemiaMalnutriçãoSífilis

________ EscorbutoTuberculoseBeri Beri

Disfunção endócrinaHipotiroidismo ,

Desenvolvimento sexual precoce

Doenças raras:

Displasia cleidocraniana,

Síndrome de Crouzon

6. Tratamento de eleição

________ Abstenção

________ Extração

Tratamento ortodôntico

Tratamento ortodôntico-cirúrgico

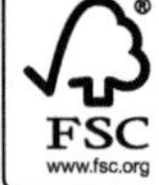
MIX
Papier aus verantwortungsvollen Quellen
Paper from responsible sources
FSC® C105338

Printed by Books on Demand GmbH, Norderstedt / Germany